AF611504

DES RAPPORTS

DE

LA PARALYSIE GÉNÉRALE

AVEC L'ATAXIE LOCOMOTRICE

PAR

Auguste MASSON,

Docteur en médecine de la Faculté de Paris,
Ancien interne des hôpitaux de Paris,
Ancien externe de la Clinique d'Accouchements.

PARIS

A. PARENT, IMPRIMEUR DE LA FACULTÉ DE MEDECINE
29-31, RUE MONSIEUR-LE-PRINCE, 29-31.

1879

125

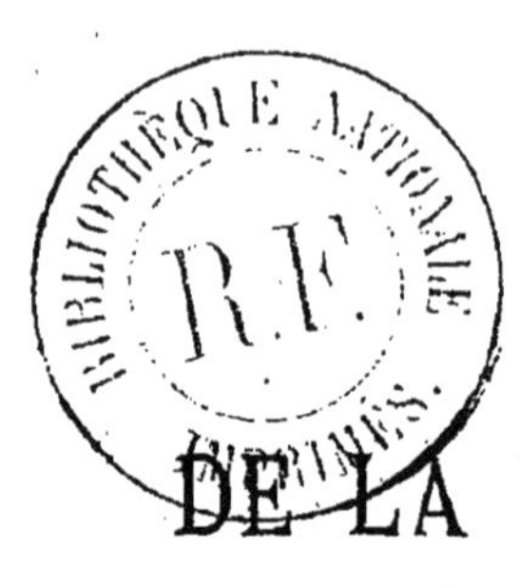

DES RAPPORTS

DE LA PARALYSIE GÉNÉRALE

AVEC L'ATAXIE LOCOMOTRICE

Td 85
536

DES RAPPORTS

DE

LA PARALYSIE GÉNÉRALE

AVEC L'ATAXIE LOCOMOTRICE

BIBLIOTHÈQUE NATIONALE R.F. IMPRIMÉS

PAR

Auguste MASSON,
Docteur en médecine de la Faculté de Paris,
Ancien interne des hôpitaux de Paris,
Ancien externe de la Clinique d'Accouchements.

PARIS
A. PARENT, IMPRIMEUR DE LA FACULTÉ DE MÉDECINE
31, RUE MONSIEUR-LE-PRINCE, 31.

1879

A MES PARENTS

A MES AMIS

A M. LE DOCTEUR J. FALRET

Médecin de l'hospice de Bicêtre,
Chevalier de la Légion d'honneur, etc.

Témoignage de reconnaissance.

A MES MAITRES DANS LES HOPITAUX

DES RAPPORTS

DE LA

PARALYSIE GÉNÉRALE

AVEC

L'ATAXIE LOCOMOTRICE

AVANT-PROPOS

Le sujet que nous avons choisi, bien qu'il ait préoccupé un assez grand nombre d'auteurs, a été traité fort succinctement par tous; les conclusions qu'ils ont tirées de leurs recherches sont fort différentes et, en général, peu affirmatives. La raison en est dans l'insufisance des matériaux qu'ils avaient à leur disposition. Chaque malade, en effet, demande une observation de plusieurs années, et, le plus souvent, échappe, pour diverses causes, au médecin avant que l'autopsie permette de vérifier le diagnostic posé et de se prononcer sur la nature réelle de l'affection.

Aussi, nous avons pensé qu'il était indispensable de relever tous les cas connus, dans lesquels la paralysie générale coexistait avec l'ataxie locomotrice ; nous avons même reproduit entièrement ceux qui nous ont paru les plus probants et traduit ceux qui, venant de l'étranger, n'étaient résumés qu'en peu de mots dans les revues et les ouvrages français.

Enfin, nous avons ajouté deux observations qui nous sont personnelles et deux autres que nous devons à la bienveillance de MM. Falret et Cottard.

Dans ce travail, nous aurons surtout en vue le côté clinique de la question; aussi, pour ne point préjuger, dès la première page, une question encore difficile et indécise, nous emploierons les termes *paralysie générale* et *ataxie locomotrice* au sens clinique de ces deux mots, nous réservant d'examiner, dans un chapitre spécial, malheureusement trop court, si ces expressions correspondent toujours à des lésions particulières et constantes (périencéphalite diffuse et sclérose des cordons postérieurs).

Nous verrons ensuite quelles hypothèses ont été émises pour expliquer la coexistence de ces deux affections et leur mode d'association.

HISTORIQUE.

La première observation que nous connaissions d'ataxie locomotrice coïncidant avec la paralysie générale est de E. Horn, et remonte à 1833, date bien reculée, quand on songe à l'histoire récente des deux affections. Néanmoins, celles-ci y sont nettement désignées, non-seulement par leurs symptômes, mais encore par leurs lésions. N'ayant pu nous procurer le travail de Horn, nous le citons, d'après M. le professeur Jaccoud (1) : « En 1833, E. Horn publiait, dans ses *Archives*, l'histoire d'un ataxique qui succomba après treize ans de maladie : douleurs rhumatismales dans les membres, perte de la sensibilité tactile, sentiment pénible de pesanteur dans le bassin et sur l'anus, perte de l'équilibre du corps, démarche difficile, oscillante, secousses convulsives dans les membres inférieurs, impossibilité presque absolue d'écrire, amblyopie, vertige, rien n'y manque » (page 567)... Le malade était atteint de tabes dorsualis depuis huit années, lorsqu'il fut pris d'hallucinations, de délire exalté, d'embarras de la parole, de paralysie des sphincters, et enfin d'aliénation complète ; plus tard, les quatre membres furent paralysés, la démence remplaça l'excitation première, et la mort survint quatre ans après l'in-

(1) Jaccoud. Les Paraplégies et l'Ataxie du mouvement, 1864.

vasion des désordres intellectuels, treize ans après l'apparition des premiers symptômes spinaux.

« A l'autopsie (faite à l'œil nu), atrophie de la moelle dans toute sa longueur, avec ramollissement dans la région dorsale; atrophie des bandelettes, du chiasma et des cordons des nerfs optiques; coloration rouge brunâtre dans l'intérieur des couches optiques; injection et coloration brunâtre de la substance cérébrale; hyperémie des méninges cérébrales et épanchement de sérosité dans leur intervalle » (page 625).

Toutes ces indications étaient restées plongées dans un long oubli, quand, en 1862, M. Baillarger les en tira le premier. En se plaçant au point de vue clinique, il traça la marche des deux affections vis-à-vis l'une de l'autre, s'appuyant pour cela sur cinq observations dont nous regrettons de ne voir figurer que l'analyse dans son mémoire resté inachevé (1).

Un an plus tard, Westphal (2) publie trois observations d'ataxie locomotrice au cours de laquelle surviennent des symptômes de paralysie générale. Deux seulement sont suivies d'autopsie. Il termine par des considérations cliniques que nous utiliserons plus loin.

En 1864, M. le professeur Jaccoud (3) rappelle les recherches antérieures, et en particulier celles de

(1) Annales méd. psychol., 1862. De la Paralysie générale dans ses rapports avec l'Ataxie locomotrice et avec certaines paraplégies.

(2) Westphal., 1863. Tabes dorsalis, graue dégénération, der Hinterstræuge, und paralysis universalis progressiva.

(3) Jaccoud, loc. cit.

E. Horn, et explique la coexistence des deux affections par la propagation aux régions encéphaliques du travail morbide, longtemps limité à la moelle.

A la même époque, M. Topinard (1), après avoir parlé des différentes sortes de délire pouvant survenir au cours de l'ataxie locomotrice, arrive à la paralysie générale, associée à cette dernière affection. Pour lui, la coexistence des deux maladies serait rare, et il ferait, au cas où elle existerait, une variété de paralysie générale à laquelle il donnerait le nom d'*ataxique*.

M. Ach. Foville (2), après quelques considérations sur les travaux des auteurs allemands et français, cite quatre observations, dont deux surtout importantes, où l'on retrouve les deux affections associées, s'aggravant progressivement et se terminant fatalement par suite des progrès de la paralysie générale.

M. Bouchereau distingue trois variétés d'association de l'ataxie locomotrice avec la paralysie générale :

« 1° Les cas d'ataxie locomotrice, qui, au début, semblent très-nets, et qui, par la suite, tournent à la paralysie générale ;

« 2° Les cas de lésion d'un nerf, qui donnent lieu à des symptômes d'ataxie et qui deviennent, plus tard, des cas de paralysie générale ;

(1) De l'Ataxie locomotrice, et en particulier de l'Ataxie locomotrice progressive, 1864.

(2) Ach. Foville. De la Paralysie générale par propagation. Ann. méd. psych., 1873.

« 3° Les cas de paralysie générale confirmée, qui présentent des symptômes ataxiques. »

M. Magnan dit que, dans le cas d'association des deux affections, on rencontre toujours à l'autopsie les lésions en rapport exact avec les phénomènes observés pendant la vie.

Nous croyons que cette opinion est un peu trop exclusive, car M. Foville (1) a produit une observation très-intéressante, dans laquelle ressortent très-clairement les symptômes de la paralysie générale sans lésion propre à cette affection.

A l'autopsie, absence complète de méningo-encéphalite diffuse, mais seulement deux gros noyaux de substance fibro-caséeuse déposés dans la couche optique gauche.

M. Ph. Rey, dans les Annales médico-psychologiques de 1875, a produit neuf observations, dont trois se rattachant plus particulièrement à notre sujet. Dans ces observations, les deux affections, contrairement à ce qui existe généralement, ont revêtu la forme clinique normale avec aggravation de la paralysie générale, l'ataxie locomotrice ne faisant pas de progrès.

Après les travaux de ces différents auteurs, nous allons essayer de mettre en relief quelques faits cliniques qui découleront des observations que nous allons produire.

(1) Ann. méd. psych., 1879. Difficulté de distinguer la Paralysie générale, de certaines altérations syphilitiques du cerveau.

OBSERVATIONS.

Obs. I. — Homme de 55 ans. Ataxie locomotrice; incoordination des mouvements; paralysie générale consécutive; forme délirante ou maniaque; mort, autopsie (Ph. Rey, Ann. méd. psych., 1875).

Prev... (Louis), employé, rentre à Sainte-Anne, le 12 avril 1872. Ce malade n'aurait jamais fait d'excès d'aucune sorte. Un frère est aliéné, un autre atteint de surdité. L'ataxie locomotrice pour laquelle il a été traité dans divers hôpitaux a débuté il y a une quinzaine d'années. Nous n'avons pas d'autres renseignements sur le début et la marche de l'affection spinale. C'est un an seulement avant l'entrée de P... à Sainte-Anne qu'auraient éclaté les troubles intellectuels. Il y a eu, dans cette même année, plusieurs accès caractérisés par du délire mélancolique, avec excitation, hallucinations de la vue et de l'ouïe, et des intervalles de calme et de lucidité.

Actuellement il se plaint de douleurs qui traversent les membres supérieurs comme des éclairs. La vue est affaiblie sans autres troubles apparents. Les pupilles sont inégales. La langue tremble en masse. La marche est extrêmement désordonnée. Le malade ne peut marcher qu'à l'aide d'une canne, projetant ses jambes à droite et à gauche, en fauchant et frappant fortement le sol de son talon.

P... est loquace, très-satisfait. Il se rappelle avoir été très-agité pendant quelques jours. Dans ses discours décousus et incohérents, les idées ambitieuses dominent avec leur caractère d'absurdité : « Il a résolu un problème pour payer les dettes de l'État; il peut se procurer des millions et des milliards. » La parole est embarrassée.

Observé le 25 avril, on constate une grande diminution de la mémoire, les mêmes préoccupations ambitieuses, le malade veut aller chez M. Thiers porter des milliards.

Cet état ne change pas jusqu'au mois de novembre. A cette époque, le malade devient silencieux; attitude mélancolique. Il abandonne ses vastes projets. Pas de changement appréciable dans l'état physique.

Les douleurs persistent dans les membres inférieurs. L'incoordination des mouvements est toujours très-marquée.

Décembre. De nouveau délire bruyant. Cet état persiste jusqu'au mois de mars 1873. A cette époque, il survient des accidents congestifs. Le malade a une attaque avec perte de connaissance, sans convulsions; elle dure près d'un quart-d'heure. A la suite de cette attaque, P... est très-agité. Il marche constamment, à l'aide de sa canne, comme entraîné par une force irrésistible, ne s'arrêtant que pour frapper sur des ennemis imaginaires qu'il ne cesse d'injurier. Peu après, il s'est affaibli, ses jambes se sont paralysées; il a dû garder le lit. L'agitation persiste, il crie : à la garde! il veut fuir des bêtes qu'il voit courir sur son lit et qui le dévorent. Nouveau calme quelques jours après.

17 juin. Nouvelle attaque congestive; mort dans le coma.

Autopsie. — L'autopsie, sur laquelle nous reviendrons dans notre chapitre d'anatomie pathologique, démontre l'existence des lésions propres à la paralysie générale et à l'ataxie locomotrice.

Cette observation nous montre l'ataxie locomotrice précédant d'un temps assez long les symptômes de la paralysie générale; des poussées congestives survenant comme dans les formes congestives de la paralysie générale; une variété de délire qui a la plus grande analogie avec le délire alcoolique; enfin la prédominance de la paralysie générale sur l'affection médullaire. Nous regrettons l'absence de renseignements sur les phénomènes de sensibilité souvent modifiés dans l'association de ces deux affections.

Obs. II. — Excès de tout genre; syphilis ; fatigues excessives pendant la guerre de 1870-71 ; chute sur la tête en 1873 ; Ataxie locomotrice progressive, traitée par une médication spécifique; Paralysie générale. (Observation publiée par M. Christian, Ann. méd. psych. 1878, juillet.)

M. X..., officier de cavalerie, âgé de 37 ans, marié, père de deux enfants, souffrait depuis plusieurs années d'une ataxie locomotrice progressive (douleurs fulgurantes, incertitude des mouvements, diplopie, etc....)

M. Bernheim, de Nancy, institua un traitement anti-syphilitique, consistant en frictions mercurielles avec iodure de potassium à l'intérieur. Ce traitement très-régulièrement suivi, amena une amélioration remarquable ; au bout de quelques semaines, l'officier écrivait à son médecin une lettre enthousiaste, dans laquelle il signalait la disparition de tous les symptômes et se déclarait complètement guéri.

Quelques jours après, éclatait un délire épouvantable, et il fallut d'urgence transférer le malade dans mon service, à Maréville.

Il y arriva dans un état d'agitation maniaque porté à son plus haut degré : langue sèche, lèvres fuligineuses, face rouge, vultueuse; insomnie, cris continuels, accès de fureur ; avec cela embarras marqué de la parole, tremblement fibrillaire des muscles de la face, idées de grandeur absurdes et incohérentes ; tout indiquait le début d'une paralysie générale. La suite ne fit que confirmer ce diagnostic; quand je quittai le malade après l'avoir eu près de cinq mois dans mon service, la paralysie générale avait fait des progrès considérables. »

D'après les renseignements reçus plus tard, M. Christian croît reconnaître une simple coïncidence des deux affections chez le même malade. La paralysie générale aurait, selon lui, pour cause principale une chute de cheval que M. X... aurait faite en 1873; l'ataxie serait la conséquence des fatigues supportées en 1876.

Quoi qu'il en soit, on ne saurait trop insister sur ce fait que la paralysie générale éclate juste au moment où tous les symptômes de l'ataxie sont tellement amendés que le malade croit lui-même à une guérison complète de cette affection.

Obs. III. — Homme de 35 ans. Ataxie locomotrice; incoordination des mouvements; paralysie générale consécutive; état stationnaire des deux affections. (Ph. Rey, Ann. méd. psych., 1875.)

Rat... (Georges), 35 ans. Artiste dramatique, entré à Sainte-Anne, le 11 novembre 1873.

Une tante du malade est morte d'apoplexie.

Jusqu'à l'âge de 12 ans, R... avait des éruptions furonculeuses siégeant principalement au cou. A 19 ans, il a contracté la *syphilis*, et il a été traité dans divers hôpitaux pour des accidents secondaires.

Il fut envoyé sur les pontons, à Brest, pour participation à la Commune. C'est là qu'il a ressenti les premières atteintes de son mal. Dès le début de sa captivité, il a éprouvé des douleurs lancinantes aux membres inférieurs et quelques troubles de la vue. Puis la marche s'est embarrassée. En quelques mois, les désordres de locomotion étaient tels qu'il ne pouvait monter sur le pont sans un aide. A son retour à Paris, on note un embarras extraordinaire de la marche et l'existence de douleurs fulgurantes.

Malgré son état, R... refuse de se faire soigner dans un hôpital. En avril 1872, il prend un engagement en province en qualité de souffleur. Un mois après, étant à Montargis, il eut une attaque avec perte de connaissance. Il revient à Paris. La marche est difficile. Les sphincters étaient paralysés. Le malade semblait perdre la mémoire. Il faisait des réflexions enfantines, avait du désordre dans les idées. La parole était traînante et un peu embarrassée. Enfin, il entre à l'hôpital Cochin, puis à l'Hôtel-Dieu, à la Charité et enfin à Sainte-Anne.

A son entrée, les douleurs lancinantes parcouraient les membres inférieurs, surtout les pieds et les jambes ; elles sont à peu près continues, avec des exacerbations. Pas de trouble dans la vue. Les pupilles sont inégales. Le malade ne peut marcher qu'à l'aide d'une canne; les mouvements sont désordonnés. Il projette les jambes en dehors avec force, sans mesure et en fauchant ; puis il frappe le sol du talon. Dans l'obscurité, la marche est presque impossible. Etant couché, les mouvements commandés sont exécutés avec force, rapidement, mais avec un défaut de précision très-notable. Rien d'anormal du côté des membres supérieurs. La sensibilité est obtuse aux membres inférieurs. A la plante des pieds, le chatouillement n'est pas perçu. Aux jambes, le contact du doigt, le pincement, les piqûres et l'application de corps chauds ou froids éveillent lentement des sensations toujours faibles. Ce degré d'anesthésie est surtout marqué à la face externe et plus particulièrement à la jambe gauche. Aux cuisses, les divers moyens d'exploration sont mieux perçus, mais toujours plus faiblement à gauche.

La sensibilité est intacte aux membres supérieurs, ainsi que la sensibilité gustative et olfactive.

Nous avons exploré la sensibilité électro-musculaire. Aux jambes, le courant est faiblement perçu et ne détermine que des contractions lentes et faibles; aux cuisses et aux membres supérieurs, l'action de l'électricité est spontanée et énergique.

R... a quelquefois des érections sans perte séminale; il a remarqué, depuis le début de sa maladie, un affaiblissement progressif des organes génitaux. Les urines s'échappent involontairement sans provoquer de douleur; elles ne contiennent ni albumine, ni sucre. Les fonctions digestives sont régulières. La température est normale; le pouls un peu fréquent. A l'ophtalmoscope, nous ne trouvons aucune altération de coloration ou de forme des papilles, rien dans l'état des vaisseaux.

Le malade est calme habituellement; les facultés intellectuelles sont notamment affaiblies, sans manifestation délirante. Il ne se rend compte de sa situation que très-imparfaitement, il espère reprendre bientôt de nouveaux engagements au théâtre, et dan

BIBLIOTHÈQUE NATIONALE R.F. IMPRIMÉS

une grande ville; il perd le souvenir de ses pérégrinations; il oublie ses rôles; il ne sait pas comment il est venu à Sainte-Anne. La parole est hésitante, il est facilement irritable, il s'est même porté à des actes de violence envers ses compagnons; il se montre indifférent aux reproches qu'on lui adresse. Parfois, il parle seul, mais il ne nous paraît pas avoir d'hallucinations. Cette tendance à l'optimisme, liée aux signes intellectuels et physiques, nous font placer le malade à la première période de la démence paralytique.

Novembre. Le malade a un peu de fièvre. Éruption herpétique sur les lèvres et le menton; la température s'est élevée jusqu'à 38° avec exacerbations de quelques dixièmes le soir. Le pouls varie de 96 à 104. Les organes ne présentent rien d'insolite, le malade ne se plaint d'aucun malaise. Pendant ces quelques jours de fièvres, nous n'avons rien eu à noter, ni du côté des symptômes ataxiques, ni du côté de l'état mental. Les deux affections, ataxie et paralysie, sont dans un état stationnaire.

Ce qui frappe surtout dans cette observation, c'est la rapidité avec laquelle le désordre musculaire des membres inférieurs a atteint son apogée. Il est excessivement rare, en effet, dans l'ataxie ordinaire de voir cette incoordination des mouvements atteindre son summum en l'espace de quelques mois. Aussi, dans ce cas, voyons-nous l'ataxie effacer, pour ainsi dire, la paralysie générale qui est restée, il est vrai, à sa première période.

Nous venons de voir dans la dernière observation l'influence évidente de l'ataxie sur la paralysie générale. Dans la suivante, empruntée à M. Baillarger dans un travail sur la paralysie générale à la suite du traité des maladies mentales de Griesinger), nous verrons l'influence bien plus marquée des deux affections l'une sur l'autre, l'ataxie prenant des proportions considérables quand la paralysie générale tend à disparaître.

Obs. IV. — 42 ans. Ataxie locomotrice au début; symptômes graves de paralysie générale pendant six mois; disparition de ces symptômes depuis deux ans; aggravation de l'Ataxie locomotrice; persistance d'un peu d'affaiblissement intellectuel.

M. X..., âgé de 42 ans, a eu une affection syphilitique à 23 ans. De 25 à 35 ans, il a éprouvé par intervalle des douleurs subites aux jambes, douleurs qui le forçaient à s'arrêter.

A 35 ans, la marche devient embarrassée ; les mouvements sont incertains et saccadés.

Ces symptômes avaient été précédés d'une diplopie qui avait persisté six semaines.

A 36 ans et demi, congestion cérébrale, suivie d'embarras de la prononciation.

Quelques désordres légers avaient été remarqués déjà du côté de l'intelligence, lorsque le délire ambitioux éclata tout à coup à 37 ans.

Après une période d'agitation de plusieurs mois, le malade devient plus calme, mais l'intelligence paraissait affaiblie, l'embarras de la parole était très-prononcé; miction et défécation involontaires; station impossible.

Cependant, sous l'influence d'un traitement actif, on vit peu à peu une partie des symptômes disparaître.

Les fonctions de la vessie et du rectum reviennent à l'état normal; l'embarras de la parole cesse, l'intelligence se raffermit; les mouvements des jambes seuls restent si désordonnés que la marche est toujours impossible.

Si je n'avais pas su, quand je vis M. X..., qu'il avait eu deux ans auparavant de l'embarras de la parole, du délire ambitieux, une paralysie des sphincters, je n'aurais pas pu soupçonner de si graves antécédents. Le malade paraissait raisonnable, sa parole était libre. Cependant, bien qu'on ne pût constater aucun désordre apparent, M. X... n'avait pas recouvré toute l'activité de son intelligence. Voici à cet égard les renseignements écrits fournis par son médecin :

« Aucune idée fausse n'est venue assiéger son esprit depuis deux ans. Le malade manque sans doute d'énergie dans la volonté, il se laisse facilement impressionner, il a parfois des mouvements d'impatience, mais il s'intéresse à tout ce qui se passe, et lit avec plaisir les journaux, les revues, et dans l'intimité il formule des jugements raisonnables sur ce qu'il a lu, et sur ce qui se passe autour de lui.

« Si la mémoire de M. X... est un peu affaiblie, elle est cependant assez active pour lui permettre de fournir lui-même à ses médecins les renseignements les plus utiles sur les diverses circonstances de sa maladie. »

L'ataxie locomotive était facile à constater, la marche était impossible à cause des mouvements désordonnés et comme convulsifs des membres inférieurs ; mais le malade, contractait très-fortement les muscles des jambes, qu'on pouvait difficilement faire fléchir quand elles étaient étendues.

On avait noté chez ce malade, et l'on observait encore chez lui des douleurs très-fortes dans les membres, douleurs qui revenait par accès et semblaient remplacées quelquefois par de l'oppression ou des migraines.

Voici, après six années, ce que mécrit aujourd'hui M. le docteur Marchand :

« M. X... est toujours atteint d'ataxie locomotrice progressive, sa maladie ne s'est pas aggravée, mais elle ne se complique plus de symptômes de paralysie générale. Il n'a plus présenté non plus de symptômes d'aliénation mentale. Cependant son intelligence, qui n'a jamais été très-active, semble s'être sensiblement affaiblie.

Cette observation est intéressante à un double point de vue. Nous voyons d'abord se produire une attaque congestive céphalique une année après les symptômes manifestes de l'ataxie locomotrice, et le délire ambitieux suivant de près (l'année suivante) l'attaque congestive.

De plus, les troubles de l'intelligence, après s'être prolongés pendant six mois, s'amendant, l'ataxie s'aggrave.

Enfin, six années après, la guérison de l'affection cérébrale est constatée d'une façon précise; seule l'ataxie persiste. Ce fait est assez rare pour que nous le signalions à l'attention des observateurs.

Obs. V (Personnelle). — Début d'Ataxie semblant remonter à huit ans, crises gastriques depuis quatre ans; douleurs fulgurantes; absence de troubles oculaires; troubles intellectuels depuis huit ans, avec excitation maniaque, durant plusieurs mois. A la suite, amélioration de l'Ataxie locomotrice, mais affaiblissement de l'intelligence.

Le nommé Lom... (Alexandre), âgé de 46 ans, est tailleur Il entre le 1er février 1878, salle Saint-André, dans le service de M. le professeur Bouchard. On constate alors que ce malade est indemne de syphilis, qu'il ne s'est pas adonné aux excès alcooliques. Il y a quatorze ans, il remarqua chez lui un affaiblissement de la puissance génésique. Six ans plus tard, il ressent des crampes dans les mollets, surtout pendant la nuit, et ces crampes sont douloureuses et d'une durée de quelques minutes.

Il y a quatre ans, il ressentit d'abord des douleurs violentes d'estomac, le soir, après dîner, douleurs qui furent suivies, à dater de janvier 1877, de vomissements très-pénibles.

Rien du côté de la vue. Cependant, la portée visuelle est un peu moins grande.

Etat du malade. — Le 25 février 1878. Douleurs en ceinture, fulgurantes, s'irradiant dans les membres inférieurs; fourmillements ; sensibilité intacte, force musculaire conservée; la marche est incertaine. Le malade projette ses jambes en avant en dépassant le but fixé, frappe le sol du talon, ne chancelle qu'incomplétement si on lui met un bandeau devant les yeux.

Rien aux membres supérieurs.

L'intelligence est obtuse, le malade a perdu la mémoire ; exaltation, gestes désordonnés, idées de grandeur ; il se croit le meilleur de tous les ouvriers, dit que son patron est obligé d'ouvrir de nouveaux magasins grâce à sen activité et à sa rapidité d'exécution.

Idées de satisfaction.

Depuis son entrée à l'hôpital, traitement par l'ergot de seigle, sans résultat.

Le 28. Vomissements douloureux, agitation qui nécessite l'emploi de la camisole, idées de suicide.

Du 6 mars au 3 avril. Périodes d'agitation alternant avec des périodes de calme, puis, les vomissements continuent.

1er juillet. Excitation maniaque, idées de grandeur, disparition des crises gastriques.

Le malade passe du service de M. le professeur Bouchard dans celui de M. Falret, le 2 août 1878. L'agitation maniaque est devenue plus considérable. Le malade crie, vocifère, se roule à terre, au milieu des massifs. On est obligé de le transférer aux colonnes (section des agités).

Vers la fin de l'année, le délire continue toujours, devient plus aigu, les jambes s'affaiblissent, on est obligé de coucher le malade. A ce moment, l'agitation est incessante, la face grimace, il marmotte continuellement des paroles incohérentes.

Chaleur à la peau considérable, soif vive, fonctions digestives bonnes.

Au moment de notre entrée en fonctions dans le service de M. Falret, le malade était encore au lit, agité, mais amélioré. Peu à peu il a repris des forces et voici sa situation à l'heure actuelle.

L'intelligence a considérablement diminué, cependant il est certaines questions auxquelles il répond d'une façon juste.

Idées de grandeur absurdes tout à la fois ; le malade se regarde comme le premier grammairien du monde, il est le créateur de l'univers, il fait chauffer tous les bains au moyen de son soleil, il veut qu'on lui nettoie les nerfs du corps pour qu'il devienne un homme nouveau.

Les grimaces de la face persistent quand il parle ; à certains moments, sa tête exécute des mouvements combinés de flexion et de rotation avec grimaces de la face, en même temps qu'il rapproche vivement ses deux bras du tronc. Ces mouvements bizarres sont assez fréquents de même que le marmottement.

La force musculaire est assez bien conservée, aussi bien dans les membres supérieurs que dans les membres inférieurs.

Les membres supérieurs sont indemnes d'ataxie. Cependant, les mains sont maladroites, elles saisissent difficilement certains objets, tels qu'une épingle sur un corps plat. Les jambes sont vigoureuses. Ainsi, commande-t-on un mouvement de flexion ou d'extension de la jambe sur la cuisse, on doit déployer une grande force de résistance pour empêcher l'exécution de ces différents mouvements.

La démarche est caractéristique de l'ataxie, le pied est lancé brusquement, sans mesure, dépassant le but voulu : le talon frappe fortement le sol. Veut-on faire retourner le malade alors qu'il est lancé dans une direction quelconque, on le voit chanceler, faire des faux pas, puis reprendre peu à peu son aplomb. Si on lui applique un bandeau sur les yeux, il chancelle complètement et tomberait s'il n'était retenu.

Pour ce qui a trait à la sensibilité, on constate que les douleurs fulgurantes ont disparu ; seul le fourmillement persiste aux extrémités inférieures. Malgré cela le malade sent parfaitement le sol et il a même la sensation d'un gravier lorsqu'un corps étranger de cette nature vient à s'introduire dans ses chaussures.

Interrogée au moyen d'une épingle, la sensibilité est pourtant un peu diminuée. Il existe de l'anesthésie plus marquée au niveau de l'articulation du genou gauche. Elle est intacte aux membres supérieurs. Les réflexes sont conservés, quoique un peu lents à se produire.

Rien d'anormal pour la sensibilité au froid et à la chaleur.

Le malade a une fausse sensation de l'objet qui le touche : c'est ainsi qu'il confond la tête de l'épingle avec la pointe, qu'il prend un pincement de la peau pour un simple contact avec un corps mousse.

A la face absence d'anesthésie ; pas de perversion du goût.

Rien du côté des yeux, si ce n'est un rétrécissement considérable de l'orifice pupillaire. L'examen à l'ophtalmoscope a montré la pupille parfaitement saine, un peu anémiée, il est vrai mais sans lésion des vaisseaux.

Du côté des fonctions génitales, nous avons noté du priapisme et le malade se livre très souvent à l'onanisme.

Les troubles gastriques ont cessé depuis longtemps, les foncdigestives s'accomplissent avec régularité.

En résumé, les deux affections, chez ce malade, sont aujourd'hui dans un *statu quo* satisfaisant. L'attaque aiguë de décembre et janvier a eu une influence heureuse sur les symptômes ataxiques· mais elle a affaibli l'intelligence. Ce qui est assez inexplicable, c'est qu'il n'y ait pas l'embarras de la parole propre à la paralysie génerale.

Comment vont se comporter les deux affections chez notre malade ? quelle sera leur durée ? Ce sont des questious qu'il n'est pas aujourd'hui en notre pouvoir de résoudre.

Obs. VI (Personnelle). — Paralytique général, avec strabisme externe e l'œil droit et chute de la paupière supérieure du même œil; idées de grandeur; hallucination; ataxie locomotrice datant de 6 ans. Lse ymptômes de la paralysie générale ne sont survenus que depuis six mois.

Le malade Lou... (Alphonse) âgé de 49 ans, entre le 19 avri 1879 à l'hospice de Bicêtre, service de M. Falret. Les certificat qui nous parviennent de la préfecture de police sont les suivants — 23 avril. — Certificat de M. Lasègue.

Délire ambitieux ; paralysie de la 3e paire datant de 6 ans. — paraplégie incomplète. Excitation ; idées ambitieuses. — Fortune imaginaire de milliards. Commotion récente à la suite de la mort de sa femme.

— 29 avril. — Certificat de M. Falret.

« Le malade est atteint de paralysie générale à forme médullaire ayant débuté par l'ataxie locomotrice et la paralysie de la 3e paire. Il est actuellement dans un état d'excitation maniaque commençante, avec grande incohérence et délire des grandeurs les plus intenses.

Il est président de la République, a fait des héritages de plusieurs millions; il peut ressuciter les morts, veut reconstruire Paris. »

Nous nous sommes assurés que Lou... ancien mécanicien n'a pas d'antécédents héréditaires, ni alcooliques mais il est syphilitique.

D'après ce qu'il nous a raconté, il aurait eu, en 1872, du strabisme externe de l'œil gauche dont la durée n'aurait été que de quinze jours.

En 1873, est survenu du strabisme externe de l'œil droit avec paralysie et chute de la paupière supérieure.

En 1874, congestion cérébrale avec hémiplégie alterne incomplète. La langue et la luette sont déviées à droite; le côté gauche du corps est semi-paralysé, et le malade peut encore marcher en s'aidant d'une canne.

Dans ce même côté du corps, il ressent des douleurs en éclairs tellement intenses, qu'elles déterminent des contractions douloureuses des fléchisseurs des doigts et des orteils.

Vers la fin de l'année 1874, le chagrin causé par la mort de sa femme trouble un peu son intelligence. En même temps, sa jambe gauche, jusque-là indemne, devient plus faible. Il continue cependant à vaquer tant bien que mal à son travail pendant deux ans.

C'est alors qu'en 1877, il se présente chez M. Brouardel pour obtenir la guérison de sa faiblesse musculaire des membres inférieurs. On institue un traitement par les bains sulfureux et l'électricité, mais sans amélioration. Il sort donc du service après six semaines, reste chez lui jusqu'en 1879, où son état mental devenant de plus en plus troublé, il est envoyé à Bicêtre.

A son entrée, nous le trouvons dans un grand état d'excitation.

Il veut partir pour Rome, se croit président de la République et en même temps roi d'Italie; demande ses habits brodés d'or; dit qu'il a des millions et qu'il veut s'en servir pour reconstruire l'Univers. La parole est embarrassée, mais n'a pas la lenteur qu'on retrouve dans la paralysie générale. Il peut répondre exactement à certaines questions, mais sa mémoire est assez affaiblie pour qu'il oublie certains faits importants de son existence.

Nous observons chez lui une paralysie du muscle droit interne et de la paupière supérieure du côté droit. L'affaiblissement de la vue du côté droit est notable.

La langue est déviée à droite et maladroite; aussi le malade se plaint-il de morsures fréquentes de cet organe; même déviation à droite de la luette.

Pas de troubles des fonctions digestives. L'audition est affaiblie du côté gauche. La sensibilité éprouve un peu de retard dans le membre supérieur droit; un peu d'analgésie et de thermo-anesthésie, des membres inférieurs.

Pas d'anesthésie faciale ; un peu de dépravation du goût. Plus de douleurs fulgurantes ; il existe seulement des fourmillements dans les mains et dans les jambes. Les mains sont maladroites ; ainsi, il est impossible au malade de remonter une montre. La force musculaire est diminuée considérablement dans le membre supérieur gauche.

La démarche du malade est assez bizarre. On dirait, réunies chez lui, la faiblesse des jambes du paralytique général et la brusquerie de l'ataxique. Les jambes fléchissent d'abord, puis sont projetées brusquement en dehors, ainsi que le pied, qui retombe lourdement sur le sol en frappant du talon. Le malade perd l'équilibre quand, poussé dans une direction, il veut rebrousser chemin, ses jambes s'embarrassent et il ne peut reprendre sa marche en sens contraire que difficilement.

Vient-on à lui bander les yeux, il fait des faux-pas, avance et recule, perd l'équilibre tomberait s'il n'était soutenu.

28 juin. Même état du malade : dans la journée, affaiblissement subit des membres inférieurs sans perte de connaissance. Le malade est incapable de se tenir debout et il garde le lit pendant huit jours. Rien, du reste, à noter du côté de la sensibilité des membres inférieurs. Absence de symptômes générau Lespu – .x

pilles sont tellement resserrées qu'elles ont la dimension d'une petite tête d'épingle.

4 juillet. Le malade a eu des hallucinations de la vue. Il a vu une chapelle immense remplie de sœurs de charité qui priaient au pied des autels où des prêtres accomplissaient des cérémonies religieuses. Puis tout s'est évanoui, et une cuisinière, armée d'un soufflet, lui a soufflé au visage.

Le 11. Il émet de nouvelles idées de grandeur. Il a trouvé le mouvement perpétuel, le moyen d'empêcher le choc des bateaux à vapeur et de leur faire acquérir une vitesse considérable au moyen d'une hélice placée à l'avant du vaisseau.

En ce moment, les deux affections sont stationnaires et le malade prend de l'embonpoint.

Cette observation nous montre encore la paralysie générale et l'ataxie marchant côte à côte, offrant toutes les deux cette particularité d'être incomplètes dans leurs symptômes. Ainsi, avec les idées de grandeur, les troubles de la mémoire, nous n'avons pas cette lenteur de la parole caractéristique de la paralysie générale. Nous notons, par contre, des hallucinations de la vue, symptôme rare dans cette affection, et que M. Foville trouve peut-être un peu trop fréquent dans l'article du *Dictionnaire de médecine et de chirurgie pratiques*, sur la paralysie générale.

Du côté de l'ataxie, nous n'avons ni douleurs fulgurantes, ni troubles digestifs, ni l'anesthésie, si bien accentuée dans les cas ordinaires de cette affection.

Il serait donc tout à fait intéressant de pouvoir suivre ces maladies et de juger si les lésions anatomiques correspondront à la symptomatologie et s'il y a eu propagation des lésions des cordons postérieurs au cerveau en passant par la moelle allongée. Malheureusement, il nous sera impossible, aujourd'hui, de combler ces desiderata.

Nous devons à l'obligeance de M. Falret et du Dr Cottard, les deux observations suivantes :

OBS. VII. — M. P..., âgé de 56 ans. Ataxie locomotrice, précédant de plusieurs années la paralysie générale ; période aiguë de la paralysie générale durant huit mois, aggravation des deux affections à la suite de cette période aiguë.

M. P.., âgé de 56 ans, entré à la maison de santé de X.., le 7 février 1876, est dans un état d'excitation maniaque avec idées de grandeur, fait des projets de toute sorte et est très-affaibli mentalement.

Depuis plusieurs années le malade présentait des symptômes d'ataxie locomotrice, caractérisés d'abord par des douleurs fulgurantes, siégeant principalement dans les membres inférieurs; puis par de l'incoordination des mouvements.

Dans les derniers mois qui précédèrent son placement dans la maison de santé survint un trouble mental caractérisé par une activité désordonnée. Le malade voulait entreprendre un grand nombre de spéculations, construire des maisons, des châteaux, etc. Il faillit ainsi compromettre une partie de sa fortune.

Cet état d'excitation maniaque augmenta encore après son placement. M. P..., en arrive bientôt à une agitation continuelle de jour et de nuit. Il déchirait ses vêtements, se déshabillait, ramassait tous les objets qu'il pouvait saisir, en les prenant pour des diamants ou des pierres précieuses. Il se croyait empereur et parlait constamment de millions et de milliards.

Cet état de grande agitation dura pendant près de huit mois, puis fut suivi d'un calme relatif. En 1877, M. P... est dans un état de profonde démence ; la parole est très-embarrassée, et il répète quelques phrases relatives à ses idées de grandeur. Par moment surviennent quelques paroxysmes d'agitation bruyante.

Les symptômes d'ataxie se sont aggravés pendant cette période de trouble mental. Les accès de douleurs fulgurantes continuent, se manifestant par des soubresauts des membres et des cris de douleur.

Le malade attribue ces douleurs des décharges électriques. L'incoordination des mouvements augmente progressivement, et, au mois de juin 1878, époque à laquelle le malade quitte la maison de santé, la marche n'est plus possible qu'à l'aide de deux personnes.

Dans cette observation, nous constatons la marche la plus commune des deux affections : l'ataxie précédant de plusieurs années la paralysie générale. Mais, par exception, la poussée aiguë de cette dernière affection, loin de modifier heureusement la marche dans l'ataxie, n'a fait qu'augmenter les symptômes déjà existants.

Obsesvation VIII.

M. de L..., âgé de 42 ans, est entré, le 11 octobre 1877, à la maison de santé de V..., dans un état de démence avec tendance aux idées de satisfaction et de grhndeur. Ce malalade est atteint depuis longtemps d'ataxie locomotrice évidente. Il a eu des douleurs fulgurantes qui reviennent encore par moments, du strabisme, et, actuellement, le désordre du mouvement des membres inférieurs est tel, que la marche est devenue impossible.

Incontinence d'urine.

Les troubles phychiques ont débuté, il y a quelques mois, sous forme d'exitation maniaque avec idées de grandeur. « Il croyait que tout Paris lui appartenait, et faisait les projets les plus extravagants. »

Actuellement, le malade est calme. Il reconnaît même qu'il a été en proie un véritable délire, et il en accuse un traitement au nitrate d'argent qu'il aurait subi antérieurement. Malgré cet état de lucidité relative, M. de L... présente une tendance évidente à la satisfaction. Il considère sa situation avec un optimisme exagéré ; il croit que son affection de la moelle est presque guérie, que ses jambes sont devenues très-fortes, et cependant il ne peut se tenir debout sans l'aide de quelqu'un. Il proteste contre son maintien dans la maison de santé, écrit des lettres incohérentes pour demander sa sortie et la prise de possession de la place qu'il occupait dans la magistrature.

Cet état de satisfaction est interrompu par de courts moments de tristesse pendant lesquels le malade se lamente et pleure.

M. de L... quitte la maison de santé le 8 novembre 1878 sans qu'il soit survenu d'amélioration dans l'une ou l'autre des deux affections.

Obs. IX.— Traduite de l'ouvrage allemand de Westphal (Loco citato).

Homme de 45 ans ayant fait dans les dernières années des excès de boisson. Il se plaint depuis longtemps de douleurs dans les membres inférieurs : celles-ci sont tantôt lancinantes, tantôt fulgurantes.

Il y a 4 ans 1/2 il commence à loucher et reprend ensuite sa vision normale. Depuis deux ans, se plaint de diminution de l'acuitié visuelle, de céphalalgie, d'incertitude de la marche, de vertiges.

Incontinence d'urine.

Quatre semaines avant son entrée il a fait presque coup sur coup deux chutes avec perte de connaissance.

C'est alors qu'on voit survenir chez lui un changement notable de caractère, le malade est exalté, a du priapisme, enfin arrive le délire des grandeurs.

Inégalité des pupilles, ptosis à gauche, tremblement fibrillaire de la langue. Le malade ne peut rester debout les yeux fermés ; incoordination motrice.

La sensibilité ne peut être explorée avec soin.

La parole est un peu lente; mais il n'y a pas d'hésitation, attaque épileptiforme.

Le délire des grandeurs continue et le malade maigrit.

Il déchire et ronge ses vêtements, ses couvertures.

Déclaré incurable en 1859, il meurt en 1861.

Autopsie. Dure-mère et pie-mère normales. Dilatation et hydropisie des ventricules. Epaississement de l'épendyme. — Un peu de congestion veineuse de la substance blanche cérébrale.

Pas d'adhérence de la pie-mère rachidienne.

Les cordons postérieurs ont une teinte grisâtre très-nette qui se continue dans toute la longueur de la moelle.

Rien dans le bulbe.

Obs. X. — Traduite également de Westphal.

L. K., fabricant de rouleaux, entre à la Charité, en 1853, à l'âge de 29 ans.

C'est un sujet vigoureux, qui n'a jamais fait d'excès de boissons ni de femmes. Marié depuis neuf mois. Pas d'autres antécédents morbides qu'une colique de plomb dans l'enfance.

Il y a six semaines sensation vague douloureuse dans les orteils et la plante des pieds, les douleurs envahissent le membre gauche le premier.

Depuis trois ou quatre semaines, douleurs en ceinture à la base de la poitrine. — Démarche incertaine. Anaphrodisie, miction difficile; constipation.

Il s'aperçoit depuis deux semaines de picotements et d'analgésie siégeant dans l'annulaire et l'auriculaire gauche.

La sensibilité est diminuée ou pervertie dans les membres inférieurs. Les muscles se contractent normalement. L'occlusion des yeux entraîne l'impossibilité de la marche. Le diagnostic reste indécis entre arachnitis spinale exsudative de nature rhumatismale et myélite.

Après un mois de traitement, il quitte l'hôpital dans le même état.

Il revient neuf ans après. — La gêne de la marche le force à abandonner toute profession. Il lui est impossible de marcher dans l'obscurité.

Hyperesthésie aux genoux, à la face.

Cinq semaines avant son admission, il a été pris, le matin au réveil, d'une attaque comparable à une attaque d'épilepsie. Cette attaque évolue bien. Mais le malade devient plus irritable, plus violent, change complètement de caractère, lit beaucoup.

Dans la salle des délirants, on constate chez lui un délire des grandeurs, très-marqué joint à une grande excitation, ce qui motive son transfert aux Aliénés.

C'est alors qu'il maigrit rapidement. Ses pupilles sont inégales.

On remarque des contractions bizarres des muscles de la face.

Toujours assis on couché, en raison de la faiblesse des membres inférieurs, il marmotte continuellement des phrases incohérentes au milieu desquelles on reconnaît facilement des idées de grandeur (fortune immensc).

La malade a de la fièvre avee exacerbation vespérale.

Au bout de trois jours, pendant une rémission, on constate une diminution de la sensibilité et de l'analgésie.

Survient une eschare au sacrum et le malade meurt.

Autopsie. — (Faite par Rechlinghausen). — Moelle ramollie. Les cordons postérieurs sont gris sur toute leur longueur; ils sont également transparents, gélatineux. La lésion est localisée à ces cordons.

Le crâne est régulier ; la dure-mère adhère en certains points à la pie-mère, qui se détache facilement du cerveau.

Rien dans le cerveau.

La lésion médullaire se prolonge jusqu'au bulbe et atteint les cordons restiformes.

REFLEXIONS.

Après l'exposé de nos observations, il nous reste à montrer quelles sont les lésions qu'on a rencontrées à l'autopsie ; de quelle nature sont ces lésions, leur mode de propagation, si elles concordent avec les symptômes observés pendant la vie, et quels sont les différents modes cliniques qu'ont présenté les deux affections.

Ce sera l'objet de deux chapitres distincts : l'un d'anatomie pathologique, malheureusement incomplet en raison du peu d'autopsies et de l'opinion peu accentuée des différents auteurs ; l'autre de clinique, plus précis, bien qu'il laisse encore plusieurs points à élucider.

ANATOMIE PATHOLOGIQUE

E. Horn, dans l'autopsie que nous avons citée au début de notre historique, indique une propagation de la moelle au cerveau, mais chaque affection conserve ses caractères anatomiques purs (périencéphalite diffuse et sclérose des cordons postérieurs).

Cette même propagation est admise par Westphal, mais dans ses conclusions, il ne se prononce pas sur la nature de la lésion cérébrale. Voici comment il s'exprime :

« On ne peut prouver l'existence, dans la substance

cérébrale elle-même, d'une lésion analogue à la dégénération grise des cordons postérieurs. On ne sait de quelle nature est la lésion cérébrale qui se présente; pourtant elle semble être accompagnée d'hydrocéphalie interne».

M. le professeur Jaccoud dans son ouvrage : *des paraplégies et de l'ataxie du mouvement,* 1854, admet également la propagation inflammatoire de la moelle au cerveau, sans toutefois indiquer d'une façon précise la nature de la lésion cérébrale. Quand au Dr Simon (*Loc. cit.*). Malgré un grand nombre d'observations et d'autopsies ayant trait aux affections chroniques de la moelle et du cerveau, il reste dans le doute le plus absolu touchant les deux points,

Les Annales médico-psychologiques de 1873, contiennent deux Observations suivies d'autopsie, recueillies par M. Ach. Foville. Dans la première, on rencontre la sclérose des cordons postérieurs, surtout apparente au niveau du renflement lombaire, et dans le cerveau, les signes de la périencéphalite diffuse, où se montre, d'une façon évidente la sclérose cérébrale.

Malgré cela nous faisons nos réserves au sujet de la propagation possible de la moelle au cerveau chez ce sujet, car les lésions médullaires semblaient cesser à deux centimètres au dessus du renflement lombaire.

Dans la deuxième observation, on constate les lésions propres à chaque affection.

Du reste, M. Foville conclut à la propagation r are mais possible des lésions médullaires à l'encéphale.

M.Ph.Rey dans l'observation citée au début de notre travail, nous montre également l'existence des deux lésions chez son sujet, et la propagation probable de l'inflammation médullaire au cerveau.

Voici l'autopsie complète du malade.

Autopsie. — La paroi crânienne ne présente rien d'anormal. Les méninges sont épaissies et œdémateuses ; elles présentent par place des suffusions sanguines, surtout prononcées à droite. Les veines turgescentes et noires se dessinent à la surface du cerveau, La pie-mère adhère à la substance cérébrale, et, si l'on veut l'en détacher, on emporte les parties des circonvolutions qui restent comme ulcérées après l'ablation.

En faisant des coupes de la périphérie au centre pour arriver aux ventricules, on ne trouve aucune lésion circonscrite, ni hémorrhagie, ni ramolissement.

L'épendyme est un peu épaissi. La paroi supérieure du ventricule latéral gauche présente des granulations.

A la base on observe une teinte grisâtre des nerfs moteurs oculaires communs, plus prononcée à gauche et une diminution notable de leur volume.

Dans le 4e ventricule, granulations au niveau du bec du calamus.

L'examen de la moelle montre des plaques cartilagineuses sur les membranes. La sclérose des cordons postérieurs est très-manifeste. A la partie inférieure de la moelle il y a même un commencement de sclérose de la partie postérieure des cordons latéraux plus prononcée du côté droit. »

M. Vulpian (dans ses Cliniques Médicales de la Charité) à son chapitre d'anatomie pathologique de la paralysie générale, semble indiquer que l'extension inflammatoire se fait du cerveau à la moelle. Or s'il en existe des cas, ils sont excessivement rares, pour nous, nous n'avons pu en recueillir un seul. Dans toutes nos observations, au contraire, on constate que les symptômes de l'ataxie apparaissent longtemps avant ceux de la paralysie générale.

Nous dirons donc, pour nous résumer, que 1° : Dans certains cas chacune des deux affections possède les lésions qui lui sont propres. 2° Que toujours la sclérose des cordons postérieurs a paru évidente, tandis qu'on peut avoir du côté du cerveau soit des lésions inflammatoires chroniques des méninges avec ramolissement superficiel des circonvolutions sans sclérose, soit une sclérose évidente et diffuse des deux substances blanche et grise.

3o Que le plus souvent le point de départ des lésions existe dans la moelle et de là se propage au cerveau, la marche contraire étant exceptionnelle.

4° Qu'enfin les lésions anatomiques peuvent se produire en même temps dans la moelle et dans le cerveau, sans qu'il y ait propagation de l'un à l'autre de ces organes.

Ces cas s'observeraient surtout chez les malades à antécédents syphilitiques, ainsi que le fait observer M. Fournier dans son traité de la syphilis cérébrale. Mais, avec MM. Lasègue et Foville, nous ne croyons pas qu'il soit possible alors de faire le diagnostic de cette paralysie générale d'origine syphilitique d'avec celle de cause différente.

ÉTUDE CLINIQUE.

Au point de vue clinique, nous voyons d'après l'ensemble de nos observations, que les deux affections ne présentent pas, quand elles sont associées, tous leurs symptômes au complet.

C'est ainsi que du côté de la paralysie générale le tremblement en masse de la langue, la lenteur et la difficulté de la prononciation peuvent faire défaut. Du côté de l'ataxie, on notera quelquefois une absence presque complète d'anesthésie ou des phénomènes gastriques. Alors on se trouve en présence de ces sortes d'affections si difficiles à diagnostiquer dans la clinique et qu'on nomme frustres.

Pour ce qui a trait à la marche des deux maladies, nous voyons presque toujours l'ataxie débuter plusieurs années avant l'apparition des symptômes de la paralysie générale. Puis ceux-ci survenant, les deux affections peuvent se modifier mutuellement.

Tantôt l'une semble disparaître quand l'autre progresse; tantôt elles progressent en même temps pour redevenir, plus tard, stationnaires; tantôt, enfin, l'une peut subsister alors que l'autre guérit : témoin l'observation citée plus haut, de M. Baillarger, et le certificat de guérison délivré par M. Marchand, après six ans de traitement. Mais, hâtons-nous de le dire, les cas de ce genre sont excessivement rares. Le plus souvent, en effet, l'apparition de la paralysie générale, compliquant l'ataxie, comporte un pronostic très-défavorable et la mort à bref délai, en général, de six mois à un an.

Remarquons en passant que, dans presque tous les cas, la mort n'est pas déterminée par les complications médullaires, mais par la marche progressive de la périencéphalite diffuse.

Il suit de ce que nous venons de dire de la forme frustre de ces affections, que leur diagnostic en est souvent très-difficile, et cela, à différentes époques de leur évolution.

C'est ainsi qu'au début, alors qu'on observe des symptômes propres aux deux affections (troubles oculaires, diplopie, strabisme, chute de la paupière supérieure, troubles gastriques), on peut hésiter entre une ataxie simple et une paralysie genérale commençante.

Plus tard, même difficulté de diagnostic quand l'une

des deux affections aura modifié l'autre de façon à la voiler à peu près complétement.

C'est alors qu'il ne faudra rien négliger de ce qui pourrait conduire à un diagnostic précis ; c'est-à-dire rechercher les antécédents du malade, l'hérédité, en première ligne, interroger l'état de la mémoire, de l'intelligence, des mouvements avec ou sans l'aide de la vision.

Il est des cas, du reste, où tous ces moyens d'investigation sont insuffisants et où le diagnostic ne peut-être confirmé qu'après l'apparition tardive de symptômes essentiels.

BIBLIOTHÈQUE NATIONALE R.F. IMPRIMÉS

www.ingramcontent.com/pod-product-compliance
Ingram Content Group UK Ltd.
Pitfield, Milton Keynes, MK11 3LW, UK
UKHW020357250726
13967UKWH00005B/2334

9 782011 908346